AF300320

CONSIDÉRATIONS SUR DEUX CAS

DE

PUSTULE MALIGNE

OBSERVÉS A L'HOPITAL SAINT-LOUIS

PAR

Joseph BUÉS,

Docteur en médecine de la Faculté de Paris.

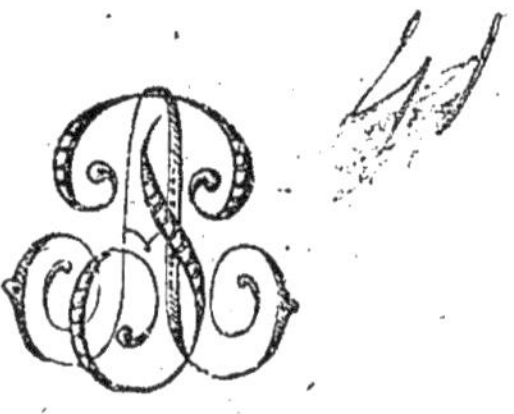

PARIS

A. PARENT, IMPRIMEUR DE LA FACULTÉ DE MÉDECINE

31, RUE MONSIEUR-LE-PRINCE, 31.

—

1877

CONSIDÉRATIONS SUR DEUX CAS

DE

PUSTULE MALIGNE

OBSERVÉS A L'HOPITAL SAINT-LOUIS

PAR

Joseph BUÉS,

Docteur en médecine de la Faculté de Paris.

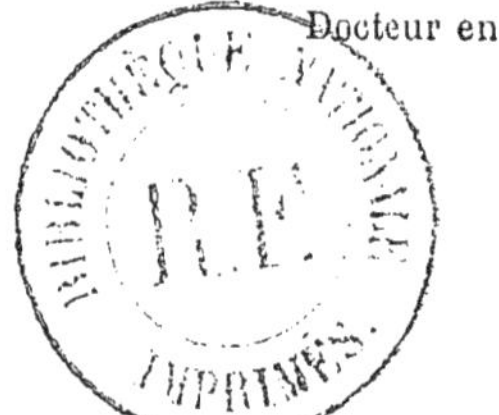

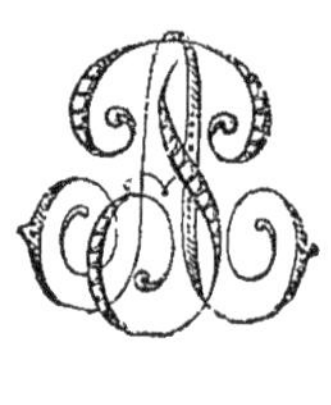

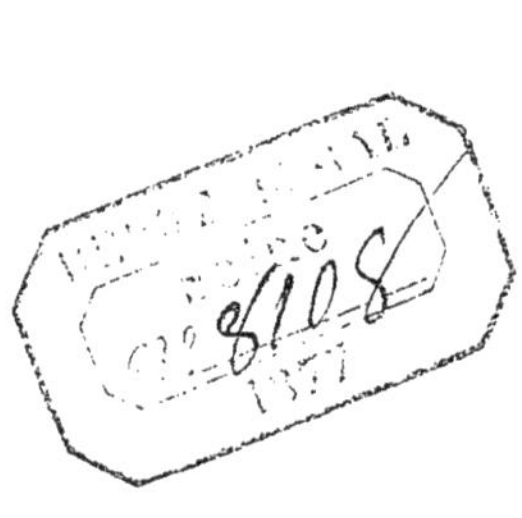

PARIS

A. PARENT, IMPRIMEUR DE LA FACULTÉ DE MÉDECINE

31, RUE MONSIEUR-LE-PRINCE, 31.

—

1877

A MON PÈRE

A MA MÈRE

A MA SŒUR

A CEUX QUE J'AIME

Bués.

CONSIDÉRATIONS

SUR DEUX CAS

DE PUSTULE MALIGNE

OBSERVÉS A L'HOPITAL SAINT-LOUIS.

INTRODUCTION. — EXPOSITION DU SUJET.

Notre intention n'est pas de donner dans cette courte thèse une histoire détaillée de la pustule maligne, avec tous les chapitres classiquement admis sur l'historique, l'étiologie, l'anatomie pathologique, le diagnostic, le pronostic et le traitement. D'autres auteurs bien plus autorisés ont publié sur la matière des traités à peu près complets, et, pour les imiter, nous serions forcé de reproduire ce qu'ils ont écrit, sans avoir la possibilité d'y ajouter aucune idée originale.

Aussi, plutôt que d'avoir recours à la compilation pour grossir notre travail, nous avons résolu de garder un rôle des plus modestes. Nous voulons simplement donner la relation de deux cas de pustule maligne qu'il nous a été donné d'observer dans la même quinzaine à l'hôpital

Saint-Louis, et signaler les particularités intéressantes qui ont marqué la marche de la maladie.

En ce moment où la maladie charbonneuse, au point de vue de sa nature et de son mode de transmission, est l'objet d'une étude très-approfondie de la part de M. Pasteur, il nous a semblé que les faits cliniques qui pourraient servir à jeter un peu de clarté sur cette question difficile, devaient être soigneusement relatés.

En nous appuyant sur les deux observations recueillies dans le service de M. Péan, et en les comparant aux cas analogues qui ont été publiés, nous avons pu faire quelques réflexions sur les divers modes de traitement proposés pour la pustule maligne, et examiner la valeur respective de toutes les méthodes, tant anciennes que nouvelles.

M. Pasteur définit le charbon : *une maladie essentiellement contagieuse, caractérisée par la présence de bactéridies dans le sang.* Pour M. Pasteur le virus charbonneux réside dans la bactéridie, et dans la bactéridie seule. « Le charbon, écrit-il[1], doit être appelé aujourd'hui la *maladie de la bactéridie*, comme la trichinose est la *maladie de la trichine*, comme la gale est la *maladie de l'acarus* qui lui est propre, avec cette circonstance toutefois que dans le charbon le parasite, pour être aperçu, exige l'emploi du microscope et de forts grossissements. C'est la première maladie parasitaire connue de cette sorte, et à ce titre elle a une importance exceptionnelle. »

La définition de M. Pasteur est admise par M. Bouley, dont l'autorité sur cette matière peut être invoquée à bon droit. Dans une importante communication qui établit l'identité du charbon dans toutes les espèces d'animaux

---

1. Comptes rendus de l'Académie des sciences, 16 juillet 1877, nº 3, p. 102.

domestiques, M. Bouley s'exprime dans les termes suivants[1] : « Étant donné que la contagion est le caractère le
« plus essentiellement distinctif du charbon, et étant
« connu l'agent qui est le résultat de sa transmission,
« M. Pasteur me paraît avoir donné une définition par-
« faitement exacte de cette maladie lorsqu'il l'a définie
« par cet agent lui-même, c'est-à-dire par la bactéridie
« que l'on retrouve en effet dans toutes les espèces, iden-
« tique à elle-même par les propriétés qu'elle possède,
« quelle que soit l'espèce d'où elle provient, de faire
« naître dans toutes le charbon, se caractérisant dans cha-
« cune respectivement par l'appareil symptomatique qui
« lui est propre. »

Mais qu'est-ce que la bactéridie, que M. Davaine, et
après lui M. Pasteur, ont considérée comme l'agent exclusif
de la virulence du sang charbonneux? En rendant compte
de recherches qu'il avait entreprises avec Davaine sur le
sang charbonneux, Rayer écrivait en 1850 : « Il y avait
« en outre dans le sang de petits corps filiformes, ayant
« environ le double en longueur du globule sanguin.
« Ces petits corps n'offraient pas de mouvements spon-
« tanés. »

C'est à ces filaments inertes que Davaine donna le nom
de *bactéridies*.

Quelques années plus tard, en 1864, Davaine et Raimbert (de Châteaudun), dans une note présentée à l'Académie des sciences[2] signalèrent la présence des bactéridies
dans la pustule maligne chez l'homme. Sur une pustule
maligne extirpée au quatrième jour de son apparition, les
expérimentateurs avaient détaché une parcelle très-mince

1. C. R. Acad. sciences, mai 1877, n° 18, p. 996.
2. C. R. Acad. sciences, août 1864.

au centre et à la surface. Placée sous le microscope et
traitée par une solution concentrée de potasse caustique,
cette parcelle fut bientôt en partie dissoute, et alors des
filaments tout à fait semblables à ceux du *sang de rate* se
montrèrent isolés sur les bords; puis le centre même parut
formé uniquement par le feutrage de ces filaments. Il fut
facile d'y reconnaître des bactéridies avec tous leurs caractères ordinaires.

Pour donner plus de sûreté à cette constatation, Davaine
introduisit sous la peau d'un cobaye un fragment de la
pustule, l'animal mourut et son sang contenait des bactéridies en quantité considérable.

Poursuivant ses recherches sur l'anatomie pathologique de la pustule maligne chez l'homme, Davaine dé-
couvrait aussi des bactéridies dans le sang[1].

L'analogie entre le charbon des animaux domestiques
et la pustule maligne de l'homme était donc démontrée
par l'uniformité des lésions anatomiques. Une différence
existe cependant : la présence des bactéridies n'est pas
constante dans le sang de l'homme atteint de pustule maligne. Davaine en avait vu chez un homme mort dans le
service de Grisolle, à l'Hôtel-Dieu, et c'était tout. L'histoire de ce malade est d'ailleurs exposée tout au long dans
Atlas d'anatomie pathologique, de M. Lancereaux.

Frappé de cette contradiction apparente, Davaine es-
saye de l'expliquer lorsqu'il dit : « Dans la pustule maligne
les bactéridies se développent d'abord dans les couches
épidermiques de la peau, couches qui ne contiennent pas
de vaisseaux; elles y sont par conséquent confinées et
isolées. Mais si leur développement n'est point entravé par
leur destruction, elles rencontrent bientôt les couches

1. C. R. Acad. sciences, 1865.

superficielles du derme, lesquelles sont abondamment pourvues de vaisseaux lymphatiques et sanguins; elles s'introduisent dans ces vaisseaux; et, entraînées par le fluide qui y circule, elles vont infecter le reste de l'économie. »

Le rôle assigné aux bactéridies par Davaine, par le docteur Koch, de Breslau, et par M. Pasteur, n'est pas admis par tous les physiologistes. M. Colin, professeur à l'École d'Alfort, a vivement combattu la théorie de la transmission du virus charbonneux par la bactéridie. D'un autre côté, M. Paul Bert a démontré, dans une série d'expériences fort curieuses, que l'oxygène comprimé sous une forte tension détruit les bactéridies du sang charbonneux sans enlever au sang ses propriétés virulentes. L'alcool absolu agit sur les bactéridies de la même façon que l'oxygène comprimé. De ces expériences, M. Paul Bert conclut que le principe virulent du sang charbonneux, indépendant des bactéridies, doit pouvoir être isolé à la façon des diastases[1].

Considérant de telles conclusions comme inadmissibles, M. Pasteur a repris les expériences de M. Paul Bert, en se plaçant identiquement dans les mêmes conditions. D'après ce qu'il a constaté, l'oxygène comprimé et l'alcool absolu tuent, en effet, la bactéridie qui se présente sous la forme d'un filament allongé; mais ils ne peuvent détruire les *corpuscules-germes*, ou *corpuscules-brillants* qui existent toujours avec les filaments, et par lesquels la bactéridie se reproduit.

Ainsi s'explique comment le sang charbonneux traité par l'oxygène à haute pression ou par l'alcool absolu conserve ses propriétés virulentes.

---

1. C. R. Acad. sciences, juin 1877, n° 21.

M. Pasteur a encore trouvé le moyen de reproduire artificiellement la bactéridie dans un liquide qui lui sert de terrain de culture. Pour cet usage, il choisit de l'urine neutre ou légèrement alcaline dans laquelle il dépose une goutte de sang charbonneux. En quelques heures la bactéridie est tellement multipliée, que les longs filaments qui la composent remplissent le liquide d'un feutrage d'aspect cotonneux. Une goutte de ce nouveau liquide peut servir de semence pour un second vase contenant · de l'urine, et ainsi de suite. Or, après être passée de vase en vase, la bactéridie pure de tout mélange avec le sang charbonneux conserve ses propriétés virulentes. En inoculant sous la peau d'un animal une goutte de liquide tenant en suspension des bactéridies, on fait naître la maladie charbonneuse tout aussi bien qu'en inoculant une goutte de sang charbonneux.

Tel est en peu de mots l'état actuel de la science sur le rôle de la bactéridie comme agent de transmission du charbon.

Ces points une fois bien établis, nous pouvons passer à l'examen de nos deux observations de pustule maligne. Les deux malades ont guéri par une cautérisation énergique faite avec le sublimé corrosif ; et cependant, au moment de la cautérisation, le sang contenait des bactéridies et des corpuscules brillants. Nous reproduisons aussi une observation que nous avons trouvée dans la thèse de Tardif[1], observation qui offre la plus grande analogie par les symptômes et par la terminaison, avec les deux cas qui nous sont personnels. Ces trois observations intéressantes à divers points de vue nous permettront d'examiner la valeur des injections sous-cutanées antiseptiques dans la

---

1. *La pustule maligne observée à Paris*. Thèse 1873.

pustule maligne, et de comparer ce nouveau mode de traitement préconisé par Davaine à l'antique traitement par la cautérisation qui a si bien réussi malgré la présence de bactéridies dans le sang.

On trouvera rejeté à la fin de notre thèse un index bibliographique assez complet. Puisse ce travail nécessité par nos recherches, être utile à ceux de nos lecteurs que l'étude de la pustule maligne peut intéresser.

OBSERVATION I.

Pustule maligne de la région parotidienne. — Bactéridies dans le sang.
Incision cruciale et cautérisation avec le sublimé corrosif. — Guérison

Lebouvier, Henri, âgé de 27 ans, garçon boucher, entre le 22 juin 1877 à l'hôpital Saint-Louis, salle Saint-Augustin, n° 74 (service de M. Péan).

Ce garçon est d'une constitution très-robuste. Il travaille dans une boutique de la rue Saint-Denis; il ne va jamais à l'abattoir; il manie simplement la viande qu'il débite, jamais les peaux des animaux.

Il raconte qu'il a épluché ces jours derniers, pendant les grandes chaleurs, des rognures de morceaux avariés, sur lesquels se posaient de grosses mouches. Le mercredi 20 juin, vers trois heures de l'après-midi, le malade sentit au-dessous de l'oreille gauche un petit bouton qui était le siége de vives démangeaisons. Il gratta le bouton, et le soir même il y avait un peu de gonflement tout autour. Néanmoins, le malade dormit bien pendant la nuit; mais le lendemain, le gonflement avait considérablement augmenté. Ce jour-là, 21 juin, le malade dut cesser son travail à midi, à cause d'un violent mal de tête.

La seconde nuit, le malade ne dormit pas, et le surlendemain, moins de 48 heures après l'apparition du petit bouton, il se présente à l'hôpital Saint-Louis, avec un énorme gonflement du cou et de la joue.

Dans la journée du 22 juin, l'interne de garde, M. Avezou, voit seul le malade. Il constate autour du bouton ulcéré et noirâtre, une couronne de petites vésicules remplies de sérosité. Il n'intervient pas activement et se contente de faire appliquer des cataplasmes sur la région.

23 juin. — *État du malade au moment de la visite.* — Le gonflement œdémateux du cou et de la joue est trèsétendu. — OEdème du pavillon de l'oreille et des paupières du côté gauche : l'œil gauche est complétement fermé. — Toute la moitié gauche de la joue est gonflée. En bas, l'œdème se prolonge au delà de la racine du cou ; la paroi antérieure de la poitrine et la région de l'épaule sont atteintes. Il n'y a pas de bourrelet s'arrêtant brusquement à la limite de l'œdème.

Un peu au-dessous du lobule de l'oreille gauche, existe une petite ulcération noirâtre, ayant 1 centimètre de diamètre environ, et entourée d'un cercle de vésicules confluentes. Rougeur de la peau tout autour, dans une assez grande étendue. L'œdème est dur ; cependant, le doigt laisse une empreinte légère sur toute la région œdémaciée.

L'état général est assez grave : insomnie, rêvasseries et agitation pendant la nuit.

Le pouls est un peu petit, 116.

La température axillaire est de 39°, 3.

Le début de la maladie, l'eschare noirâtre avec le cercle de vésicules caractéristiques, l'étendue du gonflement et l'état général ne laissent subsister aucun doute pour le diagnostic. Il s'agit d'une *pustule maligne* qui date de trois jours.

M. Péan pratique immédiatement une incision cruciale au niveau du bouton ulcéré. Après avoir arrêté l'écoule ment du sang par une compression de quelques minutes, M. Péan fait une large application de sublimé corrosif en poudre, qu'on laisse en place jusqu'au lendemain, à l'aide d'un morceau de diachylum.

Potion cordiale à l'intérieur.

Le soir, il n'y a pas de changement appréciable.

Pouls, 112.

T. axil., 39°,7.

24 juin. — Le malade déclare avoir dormi un peu la nuit. Le gonflement est toujours le même; il n'y a ni augmentation ni diminution. Le caustique a produit une large eschare noirâtre, dont la surface égale à peu près celle d'une pièce de cinq francs. L'eschare est limitée par des phlyctènes remplies de sérosité louche.

Pouls, 104.

T. axil., 39°,6.

Pas de diarrhée ni de constipation.

Le malade n'a pas eu non plus de salivation.

On retire deux gouttes de sang de la pulpe d'un doigt pour les examiner au microscope. M. Sabourin, interne du service, constate dans le sang la présence de petits filaments analogues à ceux décrits par Davaine, et n'offrant aucun mouvement spontané, c'est-à-dire de véritables *bactéridies*. Il y a aussi un bien plus grand nombre de petites granulations disséminées entre les globules.

25 juin. — Amélioration sensible. Le malade a bien reposé la nuit. Le gonflement de la face et du cou a déjà considérablement diminué.

Pouls, 88.

T. axil., 38°.

26 juin. — Le malade est levé; les paupières étant à peu près dégonflées, il peut ouvrir l'œil gauche. Le mal de tête est complétement disparu. Le malade est mainte-

nant tout disposé, dit-il, à manger et à boire comme un ambassadeur.

Pas de fièvre.

Pouls, 80.

T. axil., 37°,3.

27 juin. — La joue est en partie dégonflée. Il ne reste que l'eschare du caustique limitée par une auréole rouge, et séparée de cette auréole par un sillon naissant qui laisse suinter un peu de pus.

29 juin. — Les bords de l'eschare commencent à se détacher, mais la masse elle-même est très-adhérente. Au-dessous de l'eschare, il y a une induration du tissu cellulaire qui se prolonge sur la mâchoire inférieure, jusqu'en avant du masseter et jusqu'au milieu de la joue.

3 juillet. — Le malade sort de l'hôpital le 3 juillet, avant la chute complète de l'eschare. Des bourgeons charnus apparaissent au fond de la plaie, qui a trois centimètres dans son diamètre vertical, et deux et demi dans son diamètre transversal.

Le malade revient tous les jours dans la salle se faire panser.

Le 15 juillet, nous avons trouvé la plaie déjà bien rétrécie, ayant environ 1 centimètre de profondeur. L'induration du tissu cellulaire persistait encore à la partie inférieure.

Le sang examiné au microscope ne contenait plus ni bactéridies ni granulations brillantes.

OBSERVATION II.

Pustule maligne de la paupière inférieure — Présence de bactéridies dans le sang. — Incision cruciale et cautérisation avec le sublimé corrosif. — Guérison avec ectropion.

Pradoux (Amable), âgé de trente-quatre ans, garçon

boucher, entre le 4 juillet 1877, à l'hôpital Saint-Louis, salle Saint-Augustin, n° 11 (service de M. Péan).

D'une robuste santé habituelle, Pradoux travaille à l'abattoir de la Villette, où il écorche des moutons et des bœufs. Il prétend avoir reçu le lundi 2 juillet, pendant qu'il dépouillait un mouton, une égratignure à la paupière inférieure droite. Toute la soirée il a éprouvé de vives démangeaisons au niveau de l'égratignure. Le lendemain Pradoux a continué sa besogne à l'abattoir; et comme la veille il n'a tué que des moutons. La paupière inférieure était déjà un peu enflée dans la journée. Le gonflement a augmenté la nuit, et le malade inquiet se présente à l'hôpital le mercredi 4 juillet à midi.

4 juillet. — *Etat du malade à 2 heures.* — Œdème très-marqué de la paupière inférieure de l'œil droit. La paupière supérieure commence à être envahie, et l'œil droit est fermé. L'œdème se prolonge jusqu'à l'aile du nez, et jusqu'à la région temporale du côté droit. La pression du doigt laisse une empreinte très-minime sur la partie œdémaciée. Vers le milieu de la paupière inférieure il y a un petit point blanc, une tache très-peu saillante, une vésicule en voie de formation. La coloration de la peau autou rest normale; il n'y a pas de phlyctènes. Compresses d'eau de sureau.

Dans la journée le gonflement augmente très-légèrement. Le malade a tendance à s'assoupir. Pas d'état général; pas de fièvre.

En l'absence de caractères bien tranchés, bien que l'on soupçonne une pustule maligne, on attend avant d'intervenir.

5 juillet. — Le malade a bien dormi sans souffrir. Le gonflement des paupières a un peu augmenté. — La petite vésicule s'est agrandie aussi; elle est ombiliquée à

son centre et remplie de sérosité blanchâtre. Mais la peau n'a pas de teinte noirâtre tout autour, et il n'y a pas trace de phlyctènes. L'œdème est un peu plus dur que hier. Pouls 84. T. rect. : 37° 8.

Le soir l'œdème s'est étendu à la joue et au front. Il y a toujours de la tendance à l'assoupissement.

6 juillet. — Les symptômes de pustule maligne se confirment pleinement. Le malade a eu du frissonnement dans la nuit ; cauchemars et rêvasseries ; douleurs vives dans l'œil droit toute la nuit.

Ce matin le gonflement s'est encore étendu. L'œdème très-dur remonte en haut jusque sur la moitié droite du front et la région temporale ; en arrière il s'arrête au pavillon de l'oreille ; en bas il s'étend jusqu'à la bouche et jusqu'au-dessous de l'angle de la mâchoire : au niveau de la glande sous-maxillaire il y a un bourrelet très-dur, qui fait une forte saillie. La lèvre supérieure est très-gonflee et proéminente ; la joue gauche est aussi un peu envahie ainsi que les deux paupières de l'œil gauche.

La vésicule s'est affaissée et laisse voir sous l'épiderme une eschare brunâtre ayant à peu près l'étendue d'une pièce de cinquante centimes. Au-dessous et en dedans, il y a une phlyctène allongée, et remplie de sérosité roussâtre. La douleur locale est moins forte que dans la nuit, mais le malade se plaint de souffrir derrière la tête. — Il y a toujours de la somnolence ; soif vive depuis hier au soir.

Pouls un peu faible : 92

T. rect. : 40°, 4.

Sueurs sur le corps.

En l'espace d'une demi-heure nous voyons sur la paupière inférieure, au niveau de l'angle interne de l'œil droit, l'épiderme se soulever pour former une large phlyctène remplie de sérosité sanguinolente.

Traitement. — A onze heures on pratique une incision cruciale au centre de la pustule. Le malade souffre de cette incision. On place une forte mèche, destinée à protéger la paupière supérieure contre le caustique, et l'on applique au niveau de l'incision du sublimé corrosif en poudre sur une largeur de trois centimètres. Le caustique est maintenu par une plaque de diachylum. Le sang, examiné au microscope, contient des bactéridies.

Le soir, le malade est un peu agité : il déclare souffrir beaucoup. Il prend de l'eau-de-vie à l'intérieur.

Pouls : 92. T. rect. : 40°, 5.

7 juillet. — Amélioration sensible : le malade a passé une nuit bien plus tranquille. Mais depuis hier au soir il a une salivation abondante : à chaque instant il fait des efforts pour cracher. Le gonflement de la face est resté à peu près le même. L'eschare produite par le sublimé est plus grande qu'une pièce de cinq francs; la paupière supérieure est à peine atteinte superficiellement malgré le bourrelet saillant qu'elle formait. Autour de l'eschare existe un cercle de vésicules confluentes remplies d'un liquide séro-purulent.

Le pouls s'est relevé. : 84.

T. rectale : 39°, 1.

Soir. L'amélioration continue.

Pouls : 84. T. rect. : 39°, 5.

8 juillet. — Le gonflement de la face diminue. Le malade commence à ouvrir l'œil gauche. La salivation mercurielle persiste encore aujourd'hui. La fièvre est tombée.

Pouls : 80. T. rect. : 38°, 5.

Le malade demande à manger.

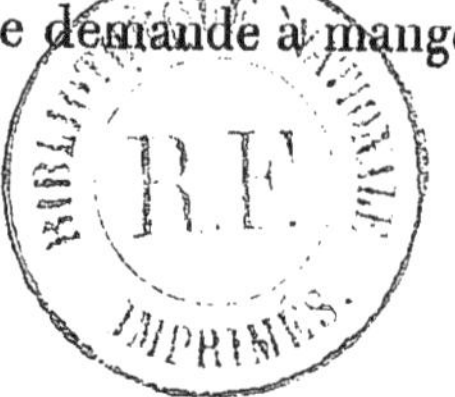

Prescription. — Potion et gargarisme au chlorate de potasse.

9 juillet. — Tout danger est passé. Le malade mange et boit avec plaisir. La salivation a cessé. Compresses d'eau de sureau sur l'eschare.

Pouls : 80. T. rect. : 37°, 9.

10 juillet. — Par suite du dégonflement on peut voir le globe de l'œil. — Il y a seulement un peu de chémosis de la conjonctive oculaire. La paupière inférieure est conservée dans une hauteur de 6 à 7 millimètres, sauf au niveau de l'angle externe de l'œil où l'eschare arrive jusqu'à la commissure.

12 juillet. — Le travail d'élimination commence autour de l'eschare. Toutes les parties mortifiées sont séparées des parties restées saines par un sillon où apparaissent déjà des bourgeons charnus. Sur la paupière supérieure il y a un point de sphacèle très-superficiel.

18 juillet. — L'eschare se détache, laissant à sa place une plaie de bonne nature, parfaitement bourgeonnante. La paupière inférieure tend à se renverser en dehors au niveau de l'angle externe.

24 juillet. — On prépare la suture des paupières pour prévenir l'ectropion.

Remarques. — Le jour même de la cautérisation de la pustule, nous avons recueilli du sang qui s'écoulait par l'incision cruciale qui avait été pratiquée. M. Claverin, interne en pharmacie de M. Vidal, a bien voulu faire l'examen microscopique et il a constaté sur trois préparations quelques bâtonnets très-déliés, immobiles dans l'intervalle des globules sanguins. Le plus long de ces filaments avait un peu plus d'un centième de millimètre.

Huit jours après le sang retiré du doigt avec une épingle, n'offrait plus trace de bactéridies.

OBSERVATION III.

Pustule maligne du cou. — Incision ; cautérisation avec le chlorure de zinc
Bactéridies dans le sang. — Guérison par Verdy, interne des hôpitaux.

Duquenne (Antoine), 43 ans, garçon boucher, entre à la Pitié le 14 mai 1872.

Il raconte que le 7 mai il a été piqué par une grosse mouche bleue (*Musca vomitoria*) pendant qu'il dépouil-lait des pieds de mouton desséchés. La piqûre a été dou-loureuse : elle siégeait à la racine du cou sur la partie laté-rale gauche. Pendant les trois premiers jours ce point a été le siége d'une démangeaison assez vive, démangeaison qui a été suivie d'un sentiment de cuisson. Le 10 mai le malade a senti de petites tumeurs ganglionnaires dans l'aisselle ; le lendemain la partie antérieure de la poitrine était enflée, et le malade est entré à l'hôpital deux jours après.

Le jour même de l'entrée on constate à la racine du cou une pustule maligne, caractérisée par une eschare centrale et une couronne vésiculeuse à la périphérie.

Dans l'aisselle gauche, ganglions durs, fortement en-gorgés : l'un d'eux a le volume d'une grosse noisette.

Sur la paroi antérieure de la poitrine, la tuméfaction s'étend depuis la piqûre jusqu'à quatre centimètres au-dessous du mamelon gauche ; latéralement elle occupe toute la largeur de la poitrine, quoique bien plus marquée à gauche.

Des traînées lymphatiques partant de la pustule se diri-gent dans tous les sens.

Langue sèche ; abattement.

T. ax. : 41°. Pouls : 80.

La pustule est immédiatement incisée et le fond de la

plaie cautérisé avec du chlorure de zinc liquide. Raies de feu sur tout le devant de la poitrine.

Le soir l'état du malade est meilleur ; les tissus son moins tendus.

T. ax. : 40°. : Pouls 84.

Le 15 mai, l'eschare formée par le caustique apparaît de couleur brunâtre. A gauche la rougeur et la tuméfac·tion se sont étendues à l'épaule et au bras, à droite les tissus sont plus souples et le mal ne s'est pas étendu au-delà de deux centimètres du mamelon.

Cautérisation transcurrente sur l'épaule et le bras gauche.

T. ax. : 40°. 4.

Le soir même état : T. ax : 40° 6.

Le 16, la tuméfaction s'est étendue jusqu'à l'abdomen. Rougeur très-irrégulière ayant pris un caractère érysipé·lateux à la limite du mal. On constate également au même niveau, quelques pétéchies de la grosseur d'une épingle.

Pouls. : 76. T. ax. : 39° 2.

Le soir la température monte de nouveau à 40 degrés.

17 mai. Délire la nuit. Mauvais état général. L'œdème a gagné l'avant-bras à gauche. On fait des cautérisations transcurrentes sur toutes les parties tuméfiées jusqu'au poignet.

Matin. : T. ax. 38°, 1.

Soir. T. ax. : 39°. 1.

Le 18. L'œdème est tout à fait arrêté.

T. ax. { matin, 38°.
{ soir, 38°, 4.

Les jours suivants une amélioration sensible se mani-feste.

Le 23 l'eschare du cou se détache, et laisse voir une

plaie de bon aspect, profonde de quinze millimètres, couverte de bourgeons charnus.

L'œdème de la poitrine, du bras et de l'avant-bras a disparu en partie. Il n'y a plus de fièvre. Les nuits sont tranquilles.

Le 24 apparaissent sur le dos et aux fesses un certain nombre de petits furoncles.

L'un de ces furoncles, situé au niveau de l'angle inférieur de l'omoplate, nécessite une incision de quatre centimètres qui laisse écouler du pus et du tissu cellulaire gangrené. Pas de sucre ni d'albumine dans les urines.

A partir de ce moment la maladie est entrée en pleine voie de guérison : les eschares se détachent, et le malade peut sortir de l'hôpital le 10 juillet.

REMARQUE. — M. Joffroy, qui a examiné le sang lors de l'opération y a trouvé des bactéridies, quoique en petit nombre.

RÉFLEXIONS.

Début. — Nous dirons peu de mots sur le début de la maladie dans ces trois observations. Tout le monde admet aujourd'hui que la pustule maligne se transmet à l'homme par inoculation. M. Gallard lui-même qui a soutenu devant l'Académie de médecine en 1864 la spontanéité de la pustule maligne[1] paraît aujourd'hui avoir abandonné les idées qu'il défendait autrefois.

Dans tous les cas l'étiologie nous semble indiscutable pour les trois observations que nous venons de rapporter.

1. Bulletin de l'Académie de médecine. — Discussion sur la pustule maligne, 1864.

Buès. 2

Dans l'observation I l'inoculation provenait très-probablement de la piqûre d'une grosse mouche qui avait été au contact de viandes charbonneuses. Le malade de l'observation II a été atteint au niveau d'une légère excoriation qui a suffi pour absorber le virus charbonneux des moutons qu'il dépouillait. Enfin, dans l'observation que nous avons puisée dans la thèse de Tardif, la transmission s'est faite par une piqûre de grosse mouche bleue.

Comme on le voit, ces trois cas ne laissent planer aucun doute, et nous croyons inutile d'insister plus longuement.

MARCHE — DIAGNOSTIC.

Nous n'avons à signaler, pour les trois observations qui font le sujet de notre thèse, aucune irrégularité dans la marche de la maladie.

Si l'on admet, avec la plupart des auteurs, trois périodes dans l'évolution de la pustule maligne, nous voyons que ces trois périodes *d'incubation*, *d'éruption* et *d'intoxication*, ou tout au moins les deux dernières, ont été parfaitement caractérisées.

Sur la période d'incubation nous n'avons que les renseignements fournis par les malades. Aussi les deux malades traités à l'hôpital Saint-Louis, racontaient qu'ils avaient éprouvé de vives démangeaisons aux endroits où est apparue plus tard la pustule maligne; et l'on sait que les démangeaisons constituent le seul phénomène important de la première période.

Chez le malade de l'observation II, nous avons presque vu le début de la période d'éruption au moment où le malade s'est présenté à la consultation. Il portait alors sur

la paupière une petite tache très-peu saillante, une sorte
de vésicule rudimentaire. Déjà l'œdème qui entourait cette
vésicule pouvait faire soupçonner le diagnostic, surtout si
l'on rapprochait des signes locaux les commémoratifs
fournis par le malade. Mais quelque grandes que fussent
les probabilités, on n'a pas voulu intervenir immédiatement, parce que l'état général ne présentait aucune espèce
de gravité, et parce que la température et le pouls étaient
absolument normaux. De plus il y aurait eu de la part du
chirurgien une imprudence blâmable à pratiquer une
large cautérisation au niveau du globe de l'œil, avant que
cette cautérisation fût reconnue nécessaire. Il faut bien se
rappeler qu'on ne détruit pas une paupière uniquement
dans le but de détruire.

Pour ces mêmes raisons on a encore pratiqué l'absten-
tion le lendemain, bien que la vésicule fût dessinée plus
nettement et entourée d'une auréole rougeâtre. L'absence
de fièvre indiquait assez que l'intoxication n'avait pas
commencé.

Mais le surlendemain, pour le même malade, la scène
avait changé. L'extension énorme de l'œdème, l'eschare
noirâtre occupant le centre de la vésicule primitive,
eschare entourée de vésicules qui contenaient du liquide
sanguinolent et la brusque élévation de la température
qui de 37,8, était montée à 40°,3, constituaient autant de
signes certains de la pustule maligne.

De même pour le malade de l'observation I, l'hésitation
n'était pas permise, lorsqu'on se trouvait, trois jours après
le début de la période d'éruption, en présence de signes
locaux et des symptômes généraux analogues à ceux que
nous venons d'exposer.

La même remarque est aussi applicable au malade
dont nous avons emprunté l'observation à la thèse de

Tardif. Eschare centrale, couronne de vésicules, œdème très étendu, traînées lymphatiques, fièvre et accidents d'intoxication, rien ne manquait pour établir le diagnostic.

L'intervention chirurgicale cessait alors d'être prématurée; elle était devenue nécessaire.

Les deux bouchers du service de M. Péan furent donc cautérisés avec le sublimé corrosif, d'après la méthode opératoire sur laquelle nous reviendrons au paragraphe *Traitement*.

Voyons maintenant quelle fut à la suite de la cautérisation la marche de la maladie. Vingt-quatre heures après l'application du sublimé, nous avons trouvé chez nos deux malades, autour de l'eschare, le fameux cercle vésiculeux dont l'existence semble indiquer, d'après Follin, que les accidents produits par la pustule sont définitivement enrayés. Dans les deux cas, l'œdème environnant était à peu près resté stationnaire.

Quant à la température, elle s'était maintenue à peu près au même niveau (39°,6) pour le premier malade, et avait baissé de plus d'un degré $\left(\begin{smallmatrix} 39°,1 \\ \text{T. R.} \end{smallmatrix}\right)$ pour le second.

Le lendemain le thermomètre marquait 38° (T. ax.) pour le premier, et 38°,5 (T. rect.) pour le second. Tous les symptômes d'intoxication générale avaient en même temps disparu, et l'on pouvait alors porter un pronostic tout à fait rassurant.

L'examen de la marche de la température avant et après la cautérisation dans la pustule maligne présente une grande importance. Un élève de M. Després, M. Delon[1], a fait de cette étude le sujet de sa thèse inaugurale. En

1. Marche de la température dans la pustule maligne, par Delon (Thèse, Paris, 1876).

comparant aux observations inédites, recueillies pour la plupart dans le service de M. Desprès à l'hôpital Cochin, l'auteur est arrivé à formuler ces conclusions :

1° *La température s'élève à mesure que les phénomenes locaux apparaissent; elle monte de plus en plus à mesure que l'affection continue son cours.*

2° *La cautérisation, quand elle est suffisante, amène toujours une chute de la température dans les vingt-quatre heures qui suivent; dans le cas contraire, la température continue à s'élever.*

Nous ne contredirons pas la première conclusion, si l'auteur entend par phénomènes locaux, non pas la vésicule à son début, mais l'eschare qui suit la rupture de la vésicule. En effet, le malade de notre observation II, n'a eu un frisson suivi de fièvre que lorsque l'eschare est apparue.

Quant à la seconde proposition, elle n'est pas rigoureusement exacte dans tous les cas. Ainsi dans l'observation I, bien que le caustique eût produit une large eschare, et que le malade eût passé relativement une très-bonne nuit, la température avait augmenté de 0°,3 vingt-quatre heures après la cautérisation. Mais le lendemain l'abaissement était de 1°,6, et le malade se disait déjà guéri.

Dans l'observation III, nous trouvons que la température s'est abaissée de 0°,6 en vingt-quatre heures, et de près de 2 degrés en quarante-huit heures.

Aussi croyons-nous rester davantage dans le vrai en disant :

La cautérisation, quand elle est suffisante, amène toujours une chute notable de la température dans les quarante-huit heures qui suivent.

Nous ne dirons rien des phénomènes qui ont marqué le travail d'élimination de l'eschare. Il ne s'est passé rien de

plus que ce que l'on observe dans tous les cas de gangrène
locale. La gangrène est d'abord limitée par une auréole
rougeâtre, et au bout de trois ou quatre jours un sillon
apparaît laissant suinter de la matière purulente.

TRAITEMENT.

Avant d'envisager le traitement de la pustule maligne
par les caustiques, en particulier par le sublimé corrosif,
et de comparer cette méthode, dont la date est déjà fort
ancienne, avec la nouvelle méthode d'injections sous-cutanées de liquides antiseptiques, ce qui est le but principal
de notre thèse, nous croyons qu'il ne sera pas inutile de
passer en revue les traitements divers qui ont été proposés
par les auteurs.

Comme cela s'observe dans presque toutes les maladies,
une foule d'agents thérapeutiques ont été conseillés contre la pustule maligne, et toutes les médications, même
les plus anodines, ont donné des succès, au dire de leurs
auteurs. Cette contradiction apparente s'explique facilement, si l'on considère que la pustule maligne, abandonnée
à elle-même, n'est pas fatalement mortelle dans tous les
cas. Raimbert a publié une observation de pustule maligne qui a guéri spontanément. D'ailleurs tous les auteurs
classiques sont d'accord sur ce point. Pour énumérer tous
les modes de traitement, nous devrions donc à la rigueur
citer l'expectation, qui est certes tout aussi active que l'application de compresses d'eau de guimauve, ou d'eau de
feuilles de noyer.

Mentionnons simplement, parmi les innombrables topiques tant vantés, le jus de citron (Roques), l'écorce de chêne (Hahnemann), un mélange de sel et de vinaigre (Viricel), les feuilles de noyer (Pomayrol, Raphaël), etc., etc. Plus récemment un médecin polonais, M. Grzymala (de Krivoë-Ozero en Podolie) a publié dans le *Journal de thérapeutique*[1] une courte note dans laquelle il proclame les bons effets du vésicatoire sur la pustule maligne. Il est vrai qu'il a soin de pratiquer sur la pustule une incision cruciale profonde, avant de la recouvrir d'un petit vésicatoire, qui la dépasse légèrement de tous les côtés. « Au bout de dix à douze heures, écrit M. Grzymala, la pustule est en général détachée des tissus voisins par un sillon très-bien limité, et bientôt l'eschare charbonneuse tombe en laissant à sa place une plaie de bonne nature dont la cicatrisation se fait facilement. »

Il faut croire que l'auteur de ces lignes a eu affaire soit à des maladies pseudo-charbonneuses, soit à des pustules susceptibles de guérir spontanément. Cependant un médecin français, M. Bourguet (d'Aix) a revendiqué pour lui la paternité de ce traitement[2].

Les émissions sanguines locales, dont on abusait tant au commencement du siècle, sont aujourd'hui fort heureusement abandonnées. Il n'y a pas de médecin qui ose maintenant conseiller la saignée dans la pustule maligne.

Abstraction faite des divers moyens que nous devons citer simplement pour mémoire, le traitement curatif de la pustule maligne comprend trois grandes méthodes rationnelles : l'*extirpation*, la *cautérisation*, les *injections sous-cutanées de liquides antiseptiques*.

1° *Extirpation*. — L'*extirpation* de la pustule maligne

1. Numéro de juillet, 1876.
2. *Journal de thérapeutique* (1876).

consiste à emporter avec le bistouri l'eschare et tout ce qui, des parties voisines, paraît altéré par le virus. Mais l'extirpation seule avec le bistouri n'est pas suffisante ; non-seulement une hémorrhagie est à redouter, mais encore on risque fort de laisser dans la place une partie de l'eschare. C'est pour remédier à ces inconvénients que plusieurs chirurgiens, entre autres M. le professeur Verneuil, cautérisent largement après avoir excisé. De même les scarifications et les incisions de la pustule maligne ne sont admissibles, qu'autant qu'on les fait suivre d'une application de caustique.

Cautérisation. Deux procédés de cautérisation ont été employés pour détruire la pustule maligne : le fer rouge et les caustiques potentiels.

Le fer rouge agit comme destructeur. Mais on sait que le fer rouge chauffe difficilement à distance. L'eschare produite par le cautère actuel ne dépasse pas d'habitude deux à trois millimètres d'épaisseur, et la pustule maligne s'étend toujours au delà de ces limites. Cependant quelques expériences de Davaine tendraient à prouver que la chaleur a la propriété de détruire le virus charbonneux. Dans une note présentée à l'Académie des sciences[1], Davaine établissait que la bactéridie du sang charbonneux ne pouvait résister à une température comprise entre 48° et 55°, pourvu que le sang n'eût pas été desséché au préalable. Mais comme la bactéridie fait partie des animaux *réviviscents* ou *ressuscitants*, elle conserve sa vitalité dans du sang rapidement desséché en présence du chlorure de calcium, et puis soumis à une température de 100 degrés pendant cinq minutes.

Ces faits avaient fait entrevoir à Davaine la possibilité

---

1. C. R. Acad. sciences, septembre 1873.

de détruire par la chaleur le virus charbonneux chez l'homme. C'est alors qu'il proposa le chauffage local de la pustule maligne, à l'aide d'un marteau chauffé à 54° et maintenu pendant un quart d'heure sur la partie malade. Une pareille application, d'après Davaine, donne lieu à une cuisson très-tolérable, et à une rougeur qui se dissipe en quelques heures.

Ce mode de traitement par le marteau chaud, basé uniquement sur la théorie et les expérimentations physiologiques, n'a jamais, croyons-nous, été mis en pratique. Quant au fer rouge qui glisse simplement sur les tissus, restant à peine quelques secondes en contact, il ne peut évidemment aller tuer les bactéridies qui se trouvent à deux ou trois centimètres de distance.

Il en résulte que le cautère actuel ne remplit même pas es conditions de la théorie. Aussi ne doit-on l'employer dans le traitement de la pustule maligne que lorsqu'on n'a pas d'autre caustique à sa disposition.

Caustiques potentiels. Tous les caustiques potentiels sont bons, à la condition de cautériser largement. Chaque chirurgien d'habitude a choisi un caustique qu'il emploie de préférence aux autres.

Nélaton employait à peu près exclusivement la pâte de Vienne.

Bourgeois (d'Étampes) se sert de préférence de potasse caustique : dans le procédé qu'il recommande, on promène circulairement sur les vésicules et sur l'eschare un fragment de potasse caustique, jusqu'à ce qu'on y ait creusé une petite excavation. Au bout d'une à deux minutes, le caustique a généralement atteint les parties les plus profondes de la tumeur, ce qui se reconnaît à un léger écoulement sanguin. Si l'on craint de n'avoir pas détruit tous les tissus malades, et qu'il n'y ait pas à redouter la lésion d'un organe important, on met au fond de la petite plaie un fragment de potasse, et l'on recouvre le tout d'un morceau d'agaric.

M. le professeur Verneuil recommande plus particulièrement l'usage de l'acide chromique après l'excision de la pustule maligne.

M. le professeur Guyon, cité par Haueur[1], pratique la cautérisation avec l'acide sulfurique.

M. Després se sert comme agent destructeur du chlorure de zinc, qu'il emploie sous forme d'amadou caustique (amadou trempé dans une solution de chlorure de zinc : 18 parties de chlorure de zinc pour 15 d'eau). Il fend l'eschare en croix dans toute sa profondeur; il écarte ensuite les lambeaux de l'incision et bourre le fond de la plaie avec de petites boulettes d'amadou caustique. Le caustique reste vingt-quatre heures en place, recouvert d'un cataplasme qui modère l'inflammation provoquée. On le retire alors pour laisser en permanence les émollients si la cautérisation a paru suffisante : dans le cas contraire, on doit tenter une nouvelle cautérisation[2].

Enfin, le sublimé corrosif ou bichlorure de mercure, employé par la majorité des praticiens qui exercent dans des contrées où la maladie charbonneuse est endémique, a été conseillé par Raimbert dans son *Traité pratique de la pustule maligne*. Le médecin de Châteaudun décrit ainsi son procédé opératoire :

« Après avoir fait l'incision cruciale de l'eschare et l'excision de ses angles, on emplit le godet qui en résulte de sublimé, non en poudre mais concassé, que l'on recouvre d'un emplâtre; nous avons l'habitude de couvrir de bi-

---

1. Haueur. Thèse, Paris, 1875.
2. Delon. *Loco citato*.

chlorure grossièrement pulvérisé toute l'aréole vésiculaire dont les phlyctènes ont été largement déchirées, et même d'en dépasser les limites.

« Pour empêcher de glisser, de se répandre et d'exercer une action au delà des parties que nous voulons atteindre, nous en déterminons d'avance l'étendue en appliquant sur la peau un morceau de sparadrap percé à son centre.

« Au bout de vingt-quatre heures et même moins de temps, la cautérisation est achevée. »

C'est, d'après les règles posées par Raimbert, que M. Péan a pratiqué la cautérisation chez les malades des observations I et II; et, comme nous l'avons déjà dit, on constatait le lendemain autour de l'eschare de larges phlyctènes remplies d'un liquide séro-purulent.

Le sublimé corrosif compte beaucoup d'adversaires parmi les chirurgiens. Haueur, dans sa thèse[1], déclare que la cautérisation avec le sublimé est peu sûre. On allègue encore que le mercure étant absorbé provoque des accidents souvent graves. Chez le malade de l'observation I, nous n'avons noté ni stomatite ni salivation mercurielle. Il est vrai que le malade de l'observation II a été pris de salivation dans la nuit, mais cette salivation a cessé deux jours après par l'emploi du chlorate de potasse.

Ce qu'il y a de plus remarquable dans les trois observations, c'est la guérison rapide que nous avons obtenue par une cautérisation énergique faite au quatrième jour, alors que le virus charbonneux avait déjà pénétré dans le torrent circulatoire, et que l'intoxication commençante était indiquée par l'élévation de la température, ainsi que par la présence dans le sang de petites granulations, et de bactéridies sous forme de bâtonnets isolés.

____

1. *Loco citato.*

Dans la grande majorité des cas qui ont été publiés dans différents recueils, nous voyons la pustule maligne se terminer par la guérison, à la suite d'une application de caustique faite au moment favorable, c'est-à-dire du troisième au cinquième jour. Mais la présence des bactéridies est rarement relatée.

Sur les cinq observations qui constituent la thèse de Delon, il n'en est aucune qui fasse mention de bactéridies dans le sang.

La guérison s'expliquait alors facilement, puisque l'intoxication générale n'était pas démontrée.

D'un autre côté nous avons trouvé dans nos recherches trois observations de pustules malignes s'étant terminées par la mort après une large cautérisation : l'une est due à M. Lancereaux[2], l'autre à M. le professeur Verneuil[2], la troisième à M. Vincent[3]. Dans les trois cas, l'autopsie révéla dans le sang la présence de bactéridies nombreuses.

Ainsi nous voyons une maladie, caractérisée par les mêmes lésions anatomiques et traitée de la même façon, avoir une terminaison différente.

En attendant que des études nouvelles aient expliqué la bénignité relative du charbon de l'homme, nous pouvons dire avec Mauvezin[4] :

« Les maladies charbonneuses ne sont pas chez l'homme sur leur véritable terrain ; elles y sont un peu dépaysées. Générale d'emblée chez l'animal, la maladie charbonneuse est primitivement locale chez l'homme...... L'organisme humain résiste à l'introduction du virus...... Nous som-

----

1. Lancereaux. Atlas d'anatomie pathologique.
2. Haueur. *Loco citato.*
3. Vincent. (*Lyon médical*, 1875.
4. *In* Archives de médecine, 1873, p. 191.

mes portés à croire que le charbon malin de l'homme doit sa force insolite à des influences individuelles, sous lesquelles Enaux et Chaussier ont depuis longtemps attiré l'attention à propos des variétés de la pustule maligne. »

A l'appui de cette citation, mentionnons le cas observé à la campagne, en présence de notre père, d'un berger atteint d'une pustule maligne à la face antérieure de l'avant-bras (2ᵉ période) qui guérit en quelques jours par une incision cruciale profonde.

Or, à notre avis, les scarifications n'ont d'autre but que celui de donner issue aux matières septiques de la pustule, en même temps qu'elles favorisent une action directe des caustiques.

Nous ne nous chargerons pas d'expliquer comment le caustique a agi sur les bactéridies du sang des trois malades qui nous occupent. Toujours est-il que le sublimé corrosif et le chlorure de zinc qui, comme nous le verrons tout à l'heure, ne sont pas compris au nombre des substances antiseptiques de Davaine, ont arrêté e développement des bactéridies, puisque les symptômes d'intoxication se sont calmés, et que peu de jours après, le sang de nos deux malades avait repris sa composition normale.

Injections sous-cutanées de liquides antiseptiques. Toujours préoccupé de l'idée de détruire les bactéridies du charbon, M. Davaine a étudié en 1875, les divers liquides antiseptiques, capables d'enlever au sang charbonneux ses propriétés virulentes. On sait que le cobaye est tué constamment par une dose de sang charbonneux inférieure à un cent-millième de goutte. M. Davaine choisit donc le cobaye comme animal propre à servir de réactif pour révéler l'existence du virus charbonneux. « Si l'on mêle avec de l'eau, écrit M. Davaine [1], un centième, un millième, un dix-millième de sang charbonneux, et si l'on ajoute à cette eau la substance dont on veut connaître l'action antiseptique, il suffit, après un certain temps de contact, d'injecter sous la peau une seule goutte de ce liquide : si l'animal continue de vivre, c'est que le virus a été détruit par la substance antiseptique ; il mourra au contraire, si le virus est resté intact. »

Partant de cette donnée, M. Davaine fit des expériences avec un certain nombre de liquides, et il arriva en définitive à cette conclusion que l'iode doit être considéré comme le meilleur antiseptique à opposer aux maladies charbonneuses. Des injections d'eau iodée au six-millième sont parfaitement tolérées par les tissus.

L'acide phénique jouit aussi de propriétés antiseptiques mais à un degré moindre.

Par ces constatations de M. Davaine un nouveau champ se trouvait ouvert à la thérapeutique des maladies charbonneuses. Les médecins ne tardèrent pas à expérimenter le procédé.

La première observation publiée est celle de Cézard (de Varennes) [2], qui guérit par des injections d'une solution d'iode au cinq-centième un malade atteint d'œdème charbonneux des paupières.

Un pareil succès n'avait pas été obtenu jusque-là. Le premier fait semblait donc être une affirmation de la théorie.

L'année suivante, Raimbert (de Châteaudun), abandonnant le sublimé corrosif, essayait, sur les conseils de M. Davaine, des injections d'acide phénique autour de

<hr>

1. C. R. Acad. sciences, 1873.
2. C. R. Acad. sciences, juillet 1874.

la pustule maligne. Le mémoire[1], qu'il a présenté à l'Académie de médecine comprend trois observations :

Dans la première, il s'agit d'un homme de 46 ans, atteint de pustule maligne derrière l'oreille, lequel fut d'abord cautérisé avec le fer rouge et avec le sublimé. Il n'y eut pas d'amélioration. Raimbert pratiqua dix injections phéniquées le lendemain, et le malade guérit.

Le malade de la seconde observation reçut une quarantaine d'injections phéniquées après une double cautérisation à la potasse et au fer rouge. La guérison eut lieu.

Enfin dans la troisième observation il s'agit d'une femme enceinte qui avait une pustule maligne à la joue, et des bactéridies dans le sang. Des injections iodées pratiquées après une cautérisation avec le sublimé furent suivies de la guérison de la pustule, mais quelques jours après la malade mourut d'hémorrhagie, à la suite d'un avortement.

De ces trois observations aucune ne prouve réellement l'efficacité des injections hypodermiques d'acide phénique. Ces injections ont été employées après la cautérisation, et l'on peut supposer avec autant de vraisemblance que le sublimé corrosif, non l'acide phénique, a amené la guérison. Il arrive en effet très-souvent que les symptômes généraux ne s'amendent que 48 heures après la cautérisation de la pustule maligne, même lorsque la maladie doit avoir une heureuse terminaison.

En résumé ce qui ressort de l'examen des trois observations de Raimbert, c'est que les injections d'acide phénique ne sont pas dangereuses.

Quelques mois après, le docteur Etsradère[2] (de

---

1. In *Gazette hebdomadaire*, 1875, p. 387.
2. *In* Bulletin de thérapeutique, 1875, p. 489.

Bagnères-de-Luchon) publiait un travail renfermant des faits analogues à ceux qu'avait observés Raimbert. L'auteur a employé l'acide phénique intus et extra. Mais il pratiquait d'abord une large cautérisation, et appliquait ensuite des compresses d'eau phéniquée sur l'eschare. Cela n'empêche pas le docteur Estradère de poser des conclusions tout à fait hasardées : « Je crois, dit-il en terminant, que l'on doit abandonner tout autre moyen thérapeutique pour n'appliquer que celui-ci (l'acide phénique intus et extra), le seul qui jusqu'ici n'a pas encore rencontré d'insuccès. »

Dans la *Gazette médicale de Strasbourg*, Bourguignon raconte l'histoire d'un garçon boucher de 18 ans, atteint de pustule maligne à la tempe. [1] Des injections hypodermiques d'acide phénique n'eurent d'autre résultat que de déterminer des nodosités très-douloureuses. A la suite de 60 injections d'une solution aqueuse d'iode iodurée à $\frac{1}{500}$, les accidents s'amendèrent, mais la pustule mit trois années à guérir.

Enfin nous trouvons dans le *Lyon Médical* du 31 décembre 1876 une observation de pustule maligne où le traitement a été mixte : double cautérisation avec la pâte de Canquoin, et injections d'acide phénique. Le malade, âgé de 40 ans, guérit au bout d'un mois.

Ici encore la même incertitude règne : faut-il attribuer l'amélioration à la pâte de Canquoin ou à l'acide phénique? Il serait téméraire de mettre sur le compte des injections ce qui a pu être produit par la cautérisation.

En résumé, de toutes les observations qui ont été mises en avant pour proclamer l'efficacité infaillible des injections antivirulentes, deux seulement offrent quelque va-

---

1. *In* Revue des sciences médicales, 1877.

leur: celle de Cézard et celle de Bourguignon. Ces deux faits suffiront-ils pour déclasser et faire tomber dans l'oubli le traitement par la cautérisation? Cela n'est pas possible.

Aucun doute n'est permis dans l'interprétation des observations que nous avons données. Le sang des malades contenait des bactéridies, et l'application du caustique faite largement, selon les règles, a arrêté le développement de ces vibrioniens qui tuent si rapidement les animaux domestiques.

Donc, nous croyons avoir démontré par l'examen de nos observations que le traitement de la pustule maligne par les caustiques jouit d'une efficacité réelle, et qu'il serait téméraire de lui préférer la méthode des injections hypodermiques antivirulentes; car ce que l'on connaît sur cette méthode n'est pas encore assez concluant pour la faire adopter.

Nous terminons en disant avec Follin :

« La grande expérience des médecins de la Beauce, dans le traitement de la pustule maligne, doit nous engager à accorder maintenant la préférence au sublimé sur les autres caustiques.... Ce caustique amène dans les tissus une grande réaction favorable à la guérison; il ne fuse pas et donne lieu à des eschares sèches et dures ; son application se fait sans effroi et sans danger d'intoxication pour le malade; à tous les égards, il est donc préférable. »

BIBLIOGRAPHIE.

Observations et expériences sur le charbon malin, par Fournier. (Dijon, 1769).

Précis de la pustule maligne, par Enaux et Chaussier. (Dijon, 1785).

Histoire d'une maladie non décrite jusqu'à ce jour, par Bayle. (Thèse de Paris, 1802).

Mémoire sur la pustule maligne, par Maunoury. (Nouvelle bibliot. méd., 1824).

Remarques et observations pour servir à l'histoire de la pustule maligne, par Bidault de Villiers. (Œuvres posthumes, Paris 1828).

De la pustule maligne, par Régnier. (Thèse, Paris, 1829).

Des maladies transmises des animaux à l'homme, par Veyssière. (Paris, 1852).

Mémoire sur la pustule maligne, par Rabault. (Paris, 1857).

Mémoire sur l'inoculation de la pustule maligne, par Salmon et Maunoury. (Gaz. méd. de Paris, 1857).

Traité des maladies charbonneuses, par Raimbert. (Paris, 1859).

Traité pratique de la pustule maligne, par Bourgeois. (Paris, 1861).

Quelques mots sur le charbon, par Batut. (Montpellier Médical, 1861).

Sur la présence des bactéridies dans la pustule maligne, par Davaine et Raimbert. (C. R. Ac. sciences, août 1864).

Nature et constitution anatomique de la pustule maligne, par Davaine (C. R. Ac. sciences, 1865).

Spontanéité de la pustule maligne, par Gallard. (Bullet. acad. méd., 1863-64).

Traitement médical de la pustule maligne, par Goupil de Pallières.

De la pustule malingne, par Alf. Planté. (Thèse, Paris, 1866).

Pustule maligne, par Nettement. (Thèse, Paris 1868).

Clinique de Trifet. (Bullet. acad. méd. 1870).

Pustule maligne et son traitement, par George. (Thèse, Paris 1872).

Traité de la pustule maligne, par Raphael. (Provins, 1872).

De la pustule maligne observée à Paris, par Eugène Tardif. (Thèse, Paris, 1873).

Traité pratique de la pustule maligne, par le Dr Raphael de Provins. (Provins, 1873).

A case of charbon, par Joseph Rogers. (Elie Lancet, juillet 1873).

Recherches relatives à l'action des substances dites antiseptiques, sur le virus charbonneux, par Davaine. (Compte rend. Acad. scien., 13 octobre 1873).

Recherches relatives à l'action de la chaleur sur le virus charbonneux, par Davaine. (C. R. Ac. sc., 29 sept. 1873).

Observations de charbon malin, suivies de réflexions sur les maladies charbonneuses, par Mauvezin. (In Archives générales de Médecine, août 1873).

Mycose intestinale en rapport avec le charbon. (Revue des Sciences médicales, I, III, p. 535, 1874).

Observation de pustule maligne chez l'homme, par Max. Bartels. (Archiv. f. klin. Chirur. XVI vol. 1874).

Traitement du charbon contagieux, par Vasservogl, magister de chirurgie à Sassin. (Allgemeine Wiener Medizinische Zeitung, nᵒˢ 9 et 10).

De la pustule maligne au point de vue des affections des yeux, par Santos Fernandez. (La Chronica Oftalmologica, juillet 1874).

Traitement des maladies charbonneuses de l'homme et des animaux, par Cézard (de Varennes). (In C. R. ac. sciences, juillet 1874).

Deux cas de charbon chez l'homme, par Frankel et Orth de Berlin. (Analyse Revue des Sciences médicales, IV, p. 693, 1875).

Inoculation du virus charbonneux par les mouches, par Mégnin. (In C. R. Ac. sciences, décembre 1874).

Traitement du charbon par l'acide phénique, par Klingelhaeffer. (Berlin Klin-Wochins 1874) (formule reproduite par l'Union médicale, février 1877).

Un fait de charbon chez l'homme, par Pliffner de Wallenstadt. (Corresp. Blatt for Schweiz, Aerezte, février 1875).

Du traitement du charbon chez l'homme par les injections sous-cutanées de liquides antivirulents, par Raimbert. (Rapport de M. Davaine, bullet. ac. médecine, mai 1875. — Gazette hebdomadaire, 1875).

De la maladie charbonneuse, par Haueur. (Thèse, Paris 1875).

Traitement du charbon par l'acide phénique, par L. Corazza. (Il Raccoglitore méd., mars 1875).

Du traitement curatif de la pustule maligne par l'acide phénique, par le docteur Estradère. (In. Bullet. général de thérapeut. I, 88. 1875).

Un cas de pustule maligne avec mycose cérébrale, par Hirschelder de San Franc'sco. (Archiv. des Heilk, 1875).

Pustule maligne de la face, par Vincent. (In Lyon Médic., 1875).

A propos du mémoire de M. Raimbert, par le docteur Raphael (de
Provins). (In Gazette hebodmadaire, n° 33, 1875).

Cas de pustule maligne, par Mazing (Petersburgh med. Zeitschr.,
V, n° 3, 18 76).

Cas de charbon chez l'homme, par Mayer et Schweninger (Bayer. arztl.
Intelligenz. Blatt, 1876).

Affections charbonneuses des ouvriers qui travaillent les peaux d'animaux, par Hermann (Petersburg, med. Zeitschr, 1876).

Traitement de la pustule maligne par les vésicatoires, par Grzymala (de
Krivoe-ozero-podolie). — Revendication de M. Bourguet d'Aix (In
Journal de thérapeutique, 1876).

Marche de la température dans la pustule maligne, par Delon (Thèse,
Paris, 1876).

Note sur le traitement de la pustule maligne, par Chavanis (In Lyon
Médical, 1876, n° 33).

Relation de 41 cas de charbon, par Dobrzicki (In Centralbl. F. Chi-
rurg. 1876).

Pustule maligne traitée par les injections iodées hypodermiques, par
Bourguignon (In Gaz. méd. de Strasbourg, 1876. — Analyse in Revue des Sciences médicales, juillet 1877).

De l'identité du charbon dans toutes les espèces domestiques, par
M. Bouley (In C. R. de l'Acad. scienc., mai 1877).

Charbon et septicémie, par M. Pasteur et Joubert (In C. R. Acad.
scienc., juillet 1877).

Voir en outre les articles Charbon et Pustule maligne des divers dic-
tionnaires de médecine et les traités de pathologie.

A. PARENT,

IMPRIMEUR DE LA FACULTÉ DE MÉDECINE

1, rue Monsieur-le-Prince, à Paris.

302